CW00470233

RECETAS DE COCINA CROCK-POT

2021

RECETAS INTERNACIONALES FÁCILES DE HACER

ANA LOPEZ

Tabla de contenido

Sopa cremosa de pollo con chile verde y coco

Autor: Jessica Espinoza @ Delicious Obsessions

Ingredientes

- 2 libras de pechugas o muslos de pollo orgánicos, picados en trozos pequeños
- 6 zanahorias, picadas en trozos pequeños
- 1 cebolla blanca mediana, cortada en cubitos
- 1 taza de chiles verdes suaves cortados en cubitos
- 1 cuarto de caldo de pollo (lo mejor es hacerlo en casa)
- 1 cucharadita ajo granulado
- 1 cucharadita sal marina
- ½ cucharadita comino en polvo
- ½ cucharadita cilantro en polvo
- ¼ de cucharadita pimienta negra recién molida
- 23 cucharadas harina de coco
- 1 taza de leche de coco o crema de coco
- cilantro, para servir
- lima, para servir

Instrucciones

1. Corte el pollo en trozos pequeños y colóquelos en una olla de cocción lenta.

2. Pique la cebolla y las zanahorias y agréguelas al pollo.

3. Agregue los chiles verdes cortados en cubitos, el caldo de pollo, el ajo, la sal, el comino, el cilantro y la pimienta negra a la olla de barro.

4. Revuelva hasta que esté bien combinado.

5. Tape y cocine a fuego lento durante 5 horas.

6. Aproximadamente 10 minutos antes de servir, agregue la leche o crema de coco y la harina de coco. La harina de coco se

ayudar a espesar un poco la sopa.

7. Pruebe la sal y ajuste según sea necesario.

8. Adorne con cilantro fresco y un chorrito de jugo de limón.

Sopa de cebolla francesa Paleo Crockpot

Ingredientes

- 3 cebollas dulces grandes (2 libras)
- 3 tazas de caldo de res
- 3 tazas de caldo de pollo
- 2 tazas de agua
- 3 cucharadas de ghee / aceite de coco
- 1 1/2 cucharadita de tomillo seco
- sal y pimienta para probar

Direcciones

1. Corta las cebollas en rodajas finas y colócalas en tu olla de cocción lenta. Agregue (3) 1 cucharada de grasa de su elección sobre las cebollas.

2. Encienda su olla de cocción lenta durante 10-12 horas. Hice este paso la noche anterior. Este paso consiste en caramelizar las cebollas para la sopa.

3. Agregue ambos caldos de huesos, agua y tomillo. Cambie su olla a fuego lento y cocine durante 8-10 horas.

Stroganoff de res en olla de cocción lenta

Ingredientes

- 2 libras de carne molida alimentada con pasto
- 2 cebollas medianas, cortadas en cubitos
- 2 libras de champiñones crimini o botón, en rodajas
- 3 dientes de ajo picados
- 2 cucharadas de mostaza de Dijon
- 2 cucharadas de salsa Worcestershire
- 3/4 taza de leche de coco
- 3/4 taza de caldo de res
- 1/2 a 3/4 taza de yogur griego natural
- sal marina y pimienta al gusto
- 1/2 taza de almendras en rodajas (opcional)

Direcciones

1. Dore la carne molida en una sartén a fuego medio alto en la estufa. Sazone con sal y pimienta. Este primer paso es opcional, pero solo toma unos minutos y realmente agrega sabor al plato. Sin embargo, si tiene prisa, puede omitirlo y simplemente agregar la carne directamente a la olla de cocción lenta.
2. Mientras la carne se dora, coloque la salsa Dijon y Worcestershire en el fondo de la olla de barro y revuelva para combinar.
3. Agregue las cebollas, los champiñones y el ajo.
4. Cuando la carne esté dorada, agréguela a la olla de barro. Otra ventaja de dorarlo por separado es que puede desechar

la grasa o guardarla para otro uso y no terminará en su plato.

5. Agregue la leche de coco y el caldo de res. Condimentar con sal y pimienta. Revuelva bien hasta que todo esté combinado.
6. Ponga la tapa y cocine a fuego lento durante 6-8 horas o alto durante 3-4 horas.
7. Cuando esté listo para servir, quite la tapa y apague la olla de barro. Debe dejar que se enfríe durante unos 15 minutos antes de agregar el yogur, de lo contrario, se cuajará. Si omite los lácteos en estos días, omita el yogur por completo y ¡seguirá siendo delicioso!
8. Mientras tanto, dore las rodajas de almendras en una sartén con un poco de mantequilla hasta que estén bien doradas. Este paso también es opcional. Nunca había comido stroganoff de ternera con almendras hasta que mi suegra me lo sirvió de esa manera y tengo que decir que está delicioso. Añade un gran crujido al plato.
9. También durante este tiempo, prepara lo que quieras servir, ya sea arroz, pasta, judías verdes, etc.
10. Cuando el plato se haya enfriado un poco, agregue el yogur (si lo usa). Pruebe y ajuste el condimento con sal y pimienta. ¡Disfrutar!

De cocción lenta de estofado de ternera

Lo que necesitarás

• 1 libra de carne de res para estofado, descongelada

• 2 tazas de agua

• 3 papas gigantes, peladas y picadas

• 2 cebollas medianas, cortadas en cubitos

• 1 libra de zanahorias enteras, peladas y picadas

• 1/2 libra de guisantes verdes

• 6 dientes de ajo picado

• 6 onzas de pasta de tomate

• Sal y pimienta para probar

• Perejil para decorar

Pasos

1. Coloque los ingredientes en la olla de cocción lenta.

2. Ponga la olla de cocción lenta a fuego lento.

3. Cocine durante 6-8 horas.

4. ¡Disfruta!

Sopa de frijoles negros ahumados con chile

Ingredientes

- 3-4 tazas de tomatillos, sin cáscara y enjuagados
- 1 cucharadita de aceite de oliva o aceite de sabor ligero de su elección
- 1 cebolla picada
- ½ cucharadita de semillas de comino o ½ cucharadita de comino molido
- 1 lata de frijoles negros bajos en sodio, escurridos y enjuagados
- 1 cucharada de chile en polvo
- ½ cucharadita de orégano seco o ½ cucharada de orégano fresco
- ½ cucharadita de pimentón ahumado
- ½ cucharadita de pasta de chipotle
- 1 lata de pasta de tomate
- 2 tazas de caldo de verduras bajo en sodio
- 1 chile Anaheim, sin semillas y membranas. y picado
- para Decorar
- queso azul desmenuzado
- orégano fresco adicional o cilantro picado
- rodajas de aguacate

Instrucciones

1. En una olla grande, caliente el aceite a fuego medio-alto. Una vez que el aceite esté caliente, cocine la cebolla picada hasta que esté bien dorada, unos 20-30 minutos, revolviendo con frecuencia y agregando un poco de agua a la olla si la cebolla comienza a arder. Una vez que las cebollas estén caramelizadas, colóquelas en una olla de cocción lenta de 5 a 6 cuartos de galón.

2. Mientras se cocinan las cebollas, corte los tomatillos limpios por la mitad para los pequeños y en cuartos para los más grandes. Coloque los tomatillos cortados en la olla de cocción lenta.

3. Caliente una sartén pesada y seca (como una plancha de hierro fundido o una sartén para crepes) a fuego medio. Agregue las semillas de comino a la sartén caliente y tueste, revolviendo constantemente las semillas, teniendo cuidado de no dejar que se quemen, hasta que las semillas comiencen a dorarse y estén muy fragantes. Retirar de la sartén cuando estén unos tonos más oscuros que las semillas sin tostar. Muele las semillas tostadas con un mortero o con un rodillo entre dos hojas de papel encerado y colócalas en la olla de cocción lenta.

4. Coloque los ingredientes restantes en la olla de cocción lenta y revuelva para combinar. Ponga la tapa y cocine hasta que los frijoles estén cremosos y los tomatillos estén suaves, alrededor de 4-5 horas a temperatura alta o 6-8 horas a temperatura baja. Me gusta aplastar un par de tomatillos a los lados de la olla de barro cuando están suaves para ayudar a distribuir su sabor.

5. Decore cada porción con queso azul desmenuzado, una pizca de hierbas frescas y una rodaja de aguacate.

Sopa Paleo Tailandesa

Ingredientes

- 6 tazas de caldo de pollo
- 1 taza de leche de coco (de lata)
- 2 limones (jugo)
- 2 tazas de pollo cocido en cubos / desmenuzado
- 1 taza de vainas de guisantes (cortar los extremos)
- 2 cucharadas de pasta de curry rojo tailandés (puede agregar otra cucharada si le gusta 'picante')
- 2 cucharadas de salsa de pescado tailandesa
- 1 cucharadita de jengibre fresco rallado

Direcciones

1. Coloque el caldo de pollo, el jugo de lima, la leche de coco, el jengibre, la pasta tailandesa y la salsa de pescado en una olla de barro y mezcle.
2. Agregue el pollo y las vainas de guisantes.
3. Cocine a fuego lento durante 5-6 horas o alto durante 2-3.

Receta: Deliciosa "Sopa" de salsa de espagueti

Autor: Starlene Stewart

Ingredientes

- 3 libras de carne molida (usamos 80%)

- 1 pimiento, cortado en cubitos

- 1 cebolla grande, cortada en cubitos

- 1 taza de agua o caldo

- 2 dientes de ajo machacados

- 6 onzas de pasta de tomate

- 14 onzas de tomates cortados en cubitos

- 1 cucharadita de albahaca dulce

- 1 cucharadita de condimento italiano

- ½ cucharadita de pimienta negra

- 2 cucharaditas de sal celta

- Opcional: ¼ de cucharadita de salsa picante Frank's Red Hot Sauce

- Opcional: vegetales al vapor (por ejemplo, cualquiera o todos los siguientes: coliflor, calabacín, champiñones, cebollas o zanahorias) o calabaza espagueti al horno

Instrucciones

1. Coloque la carne molida en una olla de barro con pimiento, cebolla y agua (o caldo).

2. Cocine a fuego lento durante al menos 7 horas.

3. Apague la olla de barro y agregue los ingredientes restantes. No hemos considerado necesario seguir calentando después de agregar los tomates y la pasta de tomate.

4. Mezcle verduras calientes al vapor, si lo desea.

Estofado de camote picante en olla de cocción lenta

Ingredientes

- 2 libras de cubos de estofado de res, cortados en trozos pequeños

- 2 batatas pequeñas, peladas y cortadas en cubos

- 3 tallos de apio, en rodajas

- 3 zanahorias medianas, en rodajas

- 1 pimiento mediano (de cualquier color), cortado en cubitos

- 1/2 cebolla mediana picada

- 3.5 tazas de caldo (yo hago el mío en casa a granel en la olla de cocción lenta usando esta receta)

Las especias

- 1 cucharada de pimentón

- 1 cucharadita de orégano

- 1 cucharadita de albahaca

- 1/2 cucharadita de ajo en polvo

- 1/2 cucharadita de pimienta de cayena

- 1/2 cucharadita de canela

- 1/2 cucharadita de sal marina sin refinar y pimienta negra, cada una

Direcciones

1. Después de cortar los cubos de carne en trozos pequeños, dore a fuego alto en aceite de coco en una sartén grande durante 2-3 minutos.
2. Agregue los cubos de carne y todos los demás ingredientes en la olla de cocción lenta y mezcle bien para combinar.
3. Vierta el caldo encima de la mezcla, cubra y cocine a BAJO durante 7-8 horas.

RECETA RESTAURATIVA DE CALDO DE VERDURAS

Ingredientes

- 1 puerro pequeño a mediano, cortado a lo largo y bien limpio (use partes blancas y verde claro)

- 2 zanahorias medianas

- 3 tallos de apio

- 2 dientes de ajo enteros grandes o 3 medianos, triturados

- 1 batata dulce japonesa o regular muy pequeña o ½ grande

- 1 taza de calabaza de invierno (como butternut)

- ½ manojo pequeño de col rizada o acelga (o una mezcla de verduras de hoja verde), solo hojas

- ½ taza de hongos shitake frescos o ¼ de taza secos (o una mezcla de hongos)

- 1 puñado de perejil fresco de hoja plana

- 1 trozo grande de kombu (algas)

- Trozo de jengibre fresco de 1 o 2 pulgadas, sin piel y rallado

- Trozo de cúrcuma fresca de 1 o 2 pulgadas, sin piel rallada (o ½ cucharadita de tierra seca si no está disponible fresca)

- ½ cucharadita de sal marina fina

- ¼ de cucharadita de pimienta negra recién molida

- 3 cuartos / 12 tazas de agua filtrada

- 1 cucharada de mantequilla o aceite de oliva virgen extra para servir

Instrucciones

1. Pica las verduras en trozos iguales.
2. Coloque todos los ingredientes excepto la mantequilla o el aceite de oliva en su olla de cocción lenta y agregue el agua para cubrir.
3. Ajuste de 5 a 6 horas a temperatura alta o de 10 a 12 horas a temperatura baja. (Puede hervir a fuego lento durante más tiempo para obtener un caldo más sabroso y reducido)
4. En una olla grande, cubrir las verduras, las hierbas y las especias con el agua y llevar a ebullición. Reduzca el fuego y cocine a fuego lento durante unos 90 minutos.
5. Para una sopa de verduras caldosas con trozos de verduras:
6. Sirva como está con un chorrito de aceite de oliva o un poco de mantequilla y sal adicional al gusto.
7. Para un caldo colado:
8. Colar el líquido a través de un colador de malla fina (dejar las verduras a un lado). Sal al gusto. Deje enfriar a temperatura ambiente antes de refrigerar o congelar.
9. Para una sopa aterciopelada:
10. Coloque las verduras coladas y aproximadamente 1 taza / 240 ml de caldo en una licuadora. Agregue una cucharada de mantequilla o aceite de oliva y sazone al gusto con sal y pimienta adicionales. Licue a fuego alto hasta que se licue.
11. Guarde el caldo y la sopa hasta una semana en un recipiente hermético en el refrigerador o congele hasta por tres meses.

Dip de frijoles chipotle

Ingredientes

- 1 cucharadita de aceite de oliva
- 1 cebolla amarilla picada
- 1 lata (15 onzas) de frijoles negros, enjuagados y escurridos
- 1 cucharadita de pimentón ahumado
- 1 cucharada de chile en polvo
- ½ taza de salsa
- 1 lata (4 onzas) de chiles verdes, sin escurrir
- 1 cucharadita de pasta de chipotle
- 1 lata (15 onzas) de frijoles pintos, enjuagados y escurridos
- ½ taza de queso Pepper jack rallado

Instrucciones

1. Caliente el aceite en una sartén mediana. Una vez que el aceite esté caliente, agregue la cebolla y cocine hasta que la cebolla esté caramelizada, unos 20-30 minutos. Si las cebollas comienzan a cocinarse demasiado rápido, agregue un poco de agua a la sartén y continúe cocinando hasta que estén blandas y doradas.
2. En un tazón mediano combine la cebolla, los frijoles negros, el pimentón ahumado, el chile en polvo, la salsa, los chiles verdes y la pasta de chipotle.
3. Coloque los frijoles pintos en una olla de cocción lenta de 1 ½ cuarto y tritúrelos con el dorso de una cuchara de madera o un machacador de papas. Cubra con la mezcla de frijoles negros y espolvoree con queso.
4. Tape y cocine a fuego lento durante 3-4 horas oa fuego alto durante 2 horas, o hasta que esté caliente y burbujeante.

5. Sirva inmediatamente o manténgalo caliente, cubierto, a temperatura baja hasta por 2 horas. Sirva con chips de camote, chips de tortilla o verduras frescas en rodajas.

Crumble de manzana fácil de olla de barro

Ingredientes

- 5-6 manzanas Granny Smith
- 1/2 taza de avena de cocción rápida, sin cocer
- 1/3 taza de harina de coco
- 1/2 taza de mantequilla fría y cortada en cubitos
- 5 t de stevia con cuchara
- 1/2 taza de nueces picadas (u otra nuez)
- 4 cucharadas de canela
- 1 cucharada de vainilla
- Receta Fall Apple Crumble

Qué hacer:

1. Unte con mantequilla la vasija
2. Pelar (opcional) y rebanar las manzanas, poner una capa en el fondo de la olla
3. Rocíe vainilla sobre las manzanas
4. Mezcle los ingredientes restantes en un recipiente aparte y cree un crumble.
5. Vierta el crumble sobre las manzanas.
6. Cocine a fuego alto durante 2 horas o bajo durante 4 horas.
7. Verifique la mezcla cada hora para revolver según sea necesario ¡Disfrute con un poco de crema batida casera!

Crockpot Brownie Bites

Ingredientes

- 2 tazas de harina de almendras
- 1 taza de azúcar de coco (u otro azúcar granulada con el que se sienta cómodo)
- 3/4 taza de cacao en polvo sin azúcar
- 2 cucharaditas de levadura en polvo
- 2 cucharaditas de bicarbonato de sodio
- 1 cucharadita de sal
- 2 huevos
- 1/2 taza de leche de coco entera sin azúcar
- 1/2 taza de mantequilla o aceite de coco, derretido
- 2 cucharaditas de extracto puro de vainilla
- 1/3 taza de café o agua preparada

Instrucciones

1. Engrasa la olla con aceite de coco.
2. Mezcle todos los ingredientes y extiéndalos en la olla de cocción lenta de manera uniforme.
3. Cocine a fuego lento durante 4-5 horas.
4. Una vez que los brownies estén bien cocidos, déjelos enfriar durante aproximadamente 1/2 hora y luego sáquelos con una cuchara para galletas o una cuchara grande y forme bolas.
5. ¡Para un postre exagerado, rocíe con mi glaseado de caramelo casero!

Pudín de pan

Instrucciones

- 7-8 tazas de cubitos de pan
- 4 tazas de leche entera
- 5 huevos
- 1 cucharada de extracto de vainilla
- 1 cucharada de canela
- 3/4 taza de azúcar de caña sin refinar o jarabe de arce
- 3 cucharadas de ron (opcional)

Método

1. En un tazón grande, bata los huevos, luego agregue la leche, la vainilla, la canela, el azúcar y el ron. Mezclar bien.
2. Agregue los cubos de pan, presionándolos en la mezcla de huevo y leche y déjelos reposar durante 15-20 minutos.
3. Mientras tanto, cubra muy generosamente el inserto de la olla de cocción lenta con mantequilla.
4. Después de que los cubos de pan se hayan remojado, vierta toda la mezcla en el inserto de la olla de cocción lenta.
5. Cocine a fuego lento durante 4-8 horas. (Por lo general, se hace después de las cuatro, pero más tiempo no lo hará daño).

Chai de manzana en olla de cocción lenta

Esta receta rinde aproximadamente 3 cuartos de galón y se conserva en el refrigerador unos días.

2 cuartos de galón de agua (usé agua caliente directamente de mi hervidor eléctrico para ahorrar tiempo)

12 bolsitas de té (prefiero una mezcla de 6 de caramelo y 6 bolsitas de chai condimentado - del tipo para una sola taza, estas son) 2 latas de 12 onzas de concentrado de jugo de manzana (o concentrado de jugo de arándano y manzana si lo desea) 12 onzas de agua (para enjuague las latas para obtener hasta la última gota de concentrado de manzana) En una olla de cocción lenta de 3 cuartos de galón, en posición alta, remoje las bolsitas de té en 2 cuartos de galón de agua caliente durante 15 minutos. Retire las bolsas de té (a las lombrices les encanta, también lo hace su contenedor de abono al aire libre o la cama del jardín que hiberna). Vierta el concentrado de jugo de manzana, luego llene 1 lata con agua y enjuague ambas latas, vertiendo el agua en la olla de barro. Cúbralo y déjelo actuar durante una hora, luego bájelo a Bajo para servir. Si está comenzando con agua fría, lo dejaría reposar hasta por una hora, o simplemente bombardearía todo y lo encendí en Alto durante una hora y vería cómo resulta. Hágamelo saber.

Mantequilla de manzana Paleo Crock Pot

Ingredientes:

- 10 manzanas peladas, sin corazón y cortadas en cubitos
- 1 cucharada de especias para pastel de calabaza
- 1 cucharadita de vainilla

Direcciones:

1. Encienda su olla de barro a fuego alto.

2. Coloque las manzanas y las especias para pastel de calabaza en su olla de barro. Mezcle las manzanas y las especias para pastel de calabaza.

3. Deje que la mezcla se cocine durante 4 horas, revolviendo ocasionalmente.

4. Saque la mezcla de la olla de barro y colóquela en una licuadora. Haga puré la mezcla hasta obtener un líquido espeso.

5. Vuelva a colocar la mezcla líquida en la olla de barro y agregue la vainilla.

6. Deje que la mezcla se cocine durante otras 4 horas a temperatura alta, revolviendo cada hora.

7. Retire la mantequilla de manzana de la olla de barro y colóquela en recipientes. Guarde su mantequilla de manzana en el refrigerador para su uso inmediato o congele.

Frijoles refritos

Ingredientes

- 3 tazas de frijoles pintos secos o frijoles negros
- 6 tazas de agua
- 3 cebollas, picadas
- 6 dientes de ajo
- 1 jalapeño, picado grueso
- 1 cucharadita de comino
- 3 cucharaditas de sal marina
- 1 1/2 cucharadita de pimienta negra

Método

1. Mezcle todo en una olla de cocción lenta y cocine a fuego alto durante 8-9 horas. Después de 7 horas, verifique que los frijoles no se peguen a los lados. Si es así, agregue un poco de agua y mezcle bien.
2. Cuando los frijoles estén completamente blandos, haga puré la mezcla con una licuadora de inmersión, una licuadora de alta velocidad (como una Blendtec o VitaMix) o un procesador de alimentos.
3. A nuestra familia le gustan los frijoles espesos y cremosos, así que creo que una licuadora normal no funciona bien para este proceso, ya que hay que agregar demasiada agua para que la mezcla se mezcle correctamente.
4. Si a su familia le gustan los frijoles refritos un poco vertibles, una licuadora estándar debería funcionar bien.

Harina de avena cortada en acero con pastel de manzana en olla de cocción lenta

Ingredientes

- 1 taza de avena cortada en acero
- 4 tazas de leche de almendras sin azúcar
- 2 manzanas medianas, picadas
- 1 cucharadita de aceite de coco
- 1 cucharadita de canela
- 1/4 cucharadita de nuez moscada
- 2 cucharadas de jarabe de arce (siéntase libre de submiel o más si le gusta más dulce)
- chorrito de jugo de limon

Instrucciones

1. Agregue todos los ingredientes a su olla de cocción lenta. Revolver.
2. Cocine a fuego lento durante 8 horas o a fuego alto durante 4 horas. ••
3. Revuélvelo bien.
4. Cubra con sus ingredientes favoritos. Me gusta la mantequilla de maní y las manzanas crujientes.
5. Guarde las sobras en el refrigerador hasta por 1 semana. Para recalentar agrega un chorrito de leche de almendras y calienta en microondas.

Yourt casero

La elaboración de yogur implica tres pasos principales:

1. Preparar un entorno propicio para el crecimiento de bacterias

2. Dar tiempo a que las bacterias crezcan

3. Agregar los sabores deseados al producto terminado.

Para aproximadamente ocho tazas de yogur (64 oz), necesitará ocho tazas de leche y aproximadamente seis cucharadas de yogur natural con toda la grasa que contiene cultivos vivos y activos (debería decir en algún lugar del paquete).

1. Saque el iniciador de yogur del refrigerador y encienda la olla de barro a fuego lento, mientras calienta la leche a fuego medio en la estufa. Revuelva la leche de vez en cuando. Cuando la leche se vuelva burbujeante y espumosa, deje que continúe formando espuma durante un par de minutos. Mientras tanto, verifique la temperatura de la olla de barro. Debe ser agradable y tostado, pero no arder al tacto. Si está demasiado caliente, bájelo a "mantener caliente" o más bajo mientras la leche se enfría. Cuando la leche ya no se queme al tacto, mezcle aproximadamente una taza de leche con el yogur, revolviendo suavemente. Vierta la leche restante en la olla, luego agregue suavemente la mezcla de yogur.

2. Apague y desenchufe la olla de barro. Envuélvalo en una o dos toallas de baño y déjelo reposar durante varias horas o toda la noche. Por la mañana, coloque la olla directamente en el refrigerador para que se enfríe y continúe espesando. (¡NO lo revuelva ni lo sumerja, o no se espesará tan bien!)

3. Después de más de 2 horas, sumérjase en el yogur fresco y disfrútelo con frutas o mezclado con miel, jarabe de arce, vainilla o mantequilla de maní. Saboree porciones individuales de yogur justo antes de comer, en lugar de todo el lote. Si se forma líquido de suero sobre el lote de yogur, revuélvalo (el yogur se volverá más líquido) o viértalo y guárdelo para agregarlo a la sopa, batidos o limonada. Reserve aproximadamente 1/3 de taza de yogur fresco para que sea el entrante en el siguiente lote.

Chile de pollo blanco - ¡Au Naturale!

Ingredientes

- 1 taza / lata de frijoles Adzuki (remojados y cocidos) (marca Eden Organic)

- 1 frasco (16 oz) de salsa de tomatilla verde orgánica (encuéntrela AQUÍ)

- 1 taza de cebollas picadas

- 1 taza de pimientos rojos y verdes picados

- 2 tazas de caldo de pollo orgánico (de pollos orgánicos de corral)

- 3-4 tazas de pollo cocido, picado (orgánico)

- 2 cucharaditas comino

- 2 cucharaditas orégano

- 1 1/2 cucharadita Sal marina real (Encuentra la mejor aquí)

- 3/4 cucharadita pimienta negra

- 1/4 taza de cilantro fresco picado

Direcciones

1. Coloque todos los ingredientes en un horno holandés grande y cocine a fuego lento al menos 1/2 hora para que las especias se mezclen con el chile. O cocine a fuego lento en una olla de barro durante 4 horas. ¡Disfrutar! Cubra con sus arreglos favoritos. Pruébelo con mi receta de muffins "Cornbread" o mi receta de Buttery Biscuits.

2. Por último, normalmente evito los frijoles / legumbres porque contienen fitatos y lectinas anti-nutrientes. Sin embargo, si se preparan adecuadamente, los frijoles pueden formar parte de una dieta saludable. Para una discusión en profundidad sobre las legumbres, para aprender cómo prepararlas correctamente y por qué uso los frijoles Adzuki en particular, lea mi publicación Legumbres, un alimento controvertido.

3. ¡El chile no es lo mismo sin los frijoles!

Casserika de Hash Brown Breakfast

Ingredientes

- 2 libras de papas, peladas y ralladas
- 2 cucharaditas de sal marina
- 1 libra de tocino o salchicha de desayuno, cocida y desmenuzada
- 1 puerro (en rodajas finas en monedas) O 1 cebolla amarilla (en cubitos)
- 1 libra de champiñones marrones, en cuartos O 1 onza de champiñones secos (opcional)
- 1 pimiento morrón, de cualquier color, picado
- 1 pimiento picante, de cualquier variedad, picado O 2 pizcas de salsa picante
- 12 huevos batidos
- 12 onzas (aproximadamente 2 tazas) de queso cheddar picante rallado
- 1/2 taza de crema agria
- 2 dientes de ajo picados
- 1/2 cucharadita de pimienta negra
- 6-8 cebollas verdes, picadas (para decorar)

Instrucciones

1. Prepare un tazón o un colador forrándolo con dos capas de estopilla o muselina de mantequilla.
2. Mezcle las papas ralladas y la sal y colóquelas en el paño preparado. Deje reposar durante 20 minutos, luego gire el paño para encerrar los trozos por completo y exprima toda la humedad que pueda de las papas.

3. Mientras las papas están reposando, cocine el tocino y saltee los champiñones (si los usa frescos) o remoje y enjuague los champiñones secos. Dejar de lado.
4. Además, engrase una olla de cocción lenta de 6 cuartos y reserve.
5. Una vez escurridas las papas, colócalas en un tazón grande y luego agrega todos los ingredientes restantes excepto las cebollas verdes. Revuelva bien, luego vierta en la olla de cocción lenta.
6. Cocine a fuego alto durante 3-4 horas o bajo durante 6-8 horas.
7. Sirva caliente y espolvoree abundantemente con cebollas verdes.

Burritos de desayuno Crockpot

Ingredientes

- 1 lata de 15 oz de frijoles negros, escurridos y enjuagados
- 1 lata de 10 oz de tomates cortados en cubitos con chiles verdes, no escurrir
- 1 taza de cebada perlada cruda
- 2 tazas de caldo de verduras
- 3/4 tazas de maíz congelado, no es necesario descongelar
- 1/4 taza de cebollas verdes picadas
- 1 cucharada de jugo de limón recién exprimido
- 1 cucharadita de comino molido
- 1 cucharadita de chile en polvo
- 1/2 cucharadita de pimiento rojo molido
- 3 dientes de ajo picados

Preparación

1. Coloque lo siguiente en una olla de cocción lenta, revuelva todo y ponga la olla a fuego lento. Cocine durante 4-5 horas.
2. Cuando el relleno esté listo, revuelva todos los huevos que desee comer y esparza un poco del relleno en una tortilla de harina junto con los huevos. Adorne con cualquiera o todos los siguientes:

Anacardos con ajo y romero

Ingredientes

- 24 porciones (1/4 taza cada una)
- 6 tazas de anacardos
- 3 cucharadas de margarina o mantequilla derretida
- 1 cucharada de azucar
- 3 cucharadas de hojas de romero secas trituradas
- ¾ cucharadita de pimienta de cayena
- 1/2 cucharadita de ajo en polvo

Preparación

1. Caliente la olla de cocción lenta a temperatura alta durante 15 minutos; agregue anacardos.
2. Rocíe la margarina sobre los anacardos y luego mezcle; espolvoree con los ingredientes restantes mezclados y luego mezcle.
3. Cubra y cocine durante 2 horas bajas, asegúrese de revolver cada hora.
4. Encienda la temperatura a alta; destape y siga cocinando 30 minutos, revolviendo cada 15 minutos.
5. Baje el fuego a bajo para mantener el calor con respecto a servir o retire a través de una olla de cocción lenta y deje enfriar.

Almendras con ajo y pimienta

Ingredientes

- 24 porciones (aproximadamente 1/4 taza cada una)
- 6 tazas de almendras enteras sin blanquear
- 4 cucharadas de margarina o mantequilla derretida
- 3 dientes de ajo picados
- 2-3 cucharaditas de pimienta molida gruesa

Preparación

1. Caliente la olla de cocción lenta a temperatura alta durante 15 minutos; luego agregue las almendras.
2. Rocíe margarina sobre las almendras y luego mezcle; ahora espolvoree con ajo y pimienta y mezcle.
3. Cubra y cocine a fuego lento durante 2 horas, asegúrese de revolver después de cada 30 minutos.
4. Sube el fuego a alto; destape y cocine 30 minutos, y revolviendo después de 15 minutos.

5. Una vez más, baje el fuego para mantenerlo caliente para servir o retírelo de la olla de cocción lenta y déjelo enfriar.

Nueces mixtas especiadas al curry

Ingrediente

- 24 porciones (aproximadamente 1/4 taza cada una)
- 6 tazas de nueces mixtas
- 4 cucharadas de margarina o mantequilla derretida
- 2 cucharadas de azúcar
- 11/2 cucharaditas de curry en polvo
- 1 cucharadita de cada uno: ajo en polvo, canela molida

Preparación

1. Caliente la olla de cocción lenta a temperatura alta durante 15 minutos; luego agregue nueces.
2. Rocíe margarina sobre las nueces y luego mezcle; espolvoree con los ingredientes restantes combinados y mezcle.

3. Tape y cocine a fuego lento durante 2 horas, después de revolver cada 20 minutos.

4. Enciende el fuego a alto; luego destape y cocine 30 minutos, revolviendo cada 15 minutos.
5. Baje el fuego a bajo para mantenerlo caliente para servir o retírelo de la olla de cocción lenta y déjelo enfriar.

Nueces de soja dulces al curry

Ingredientes

- 24 porciones (1/4 taza cada una)
- 4 cucharadas de margarina o mantequilla derretida
- 6 tazas de nueces de soya tostadas
- 11/2 cucharadas de azúcar
- 1 cucharada de curry en polvo
- Sal al gusto

Preparación

1. Caliente la olla de cocción lenta a temperatura alta durante 15 minutos.
2. Coloque las nueces de soya en un tazón grande, luego rocíe con margarina y mezcle; espolvoree con los ingredientes restantes combinados, con la excepción de la sal, y mezcle.

3. Transfiera a la olla de cocción lenta; tape y cocine a fuego lento durante 2 horas, revolviendo cada 15 minutos.
4. Encienda el fuego a alto y retire la tapa y cocine 30 minutos, revolviendo cada 15 minutos. Sazonar con sal al gusto.
5. Baje el fuego a bajo para mantenerlo caliente para servir o retírelo de la olla de cocción lenta y déjelo enfriar.

Mezcla de fiesta favorita

Ingredientes

- 16 porciones (aproximadamente 1/2 taza cada una)
- 5 tazas de cereales variados (arroz, avena y trigo)
- 11/2 tazas cada uno: pretzels pequeños, palitos de sésamo, nueces mixtas
- 1/4 taza de margarina o mantequilla derretida
- 3 cucharadas de salsa Worcestershire
- 1 cucharadita de salsa picante
- 1 cucharada de cebolla picada seca
- 1/2 cucharadita de ajo en polvo
- Sal al gusto

Preparación

1. Caliente la olla de cocción lenta a temperatura alta durante 15 minutos;
2. agregue cereal, pretzels, palitos de sésamo y nueces mixtas, luego rocíe con los ingredientes restantes combinados, con la excepción de la sal, y mezcle.

3. Destape y cocine a fuego alto durante 1 1/2 horas, revolviendo después de cada 30 minutos.
4. Sazonar con sal al gusto.
5. Ponga la olla de cocción lenta a baja para mantener caliente para servir o retírela de la olla de cocción lenta y déjela enfriar.

51

Mezcla de fiesta con curry caliente

Ingredientes

- 10 porciones (aproximadamente 1/2 taza cada una)
- 3 tazas de cereal de arroz en cuadritos
- 1 taza de palitos de sésamo
- 1/2 taza de cada uno: anacardos, maní tostado con miel, guisantes wasabi
- 2 cucharadas de margarina o mantequilla derretida
- 11/2 cucharaditas cada una: salsa de soja, curry en polvo, azúcar

Preparación

1. Caliente la olla de cocción lenta a temperatura alta durante 15 minutos;
2. agregue cereal, palitos de sésamo, nueces y guisantes wasabi.
3. Rocíe la mezcla con la combinación de margarina y salsa de soja y mezcle, luego espolvoree con la combinación de curry en polvo y azúcar y mezcle.

4. Destape y cocine, a temperatura alta 11/2 horas, revolviendo cada 30 minutos.

5. Finalmente, gire la olla de cocción lenta a baja para mantener el calor para servir o retírelo de la olla de cocción lenta y enfríe.

Mezcla de fiesta "Go Fish"

16 porciones (aproximadamente 1/2 taza cada una)

Ingredientes

- 3 tazas de cada uno: cuadrados de cereal de maíz, galletas de peces de colores de colores

- 1 1/2 tazas cada uno: palitos de papa, maní

- 1/4 taza de margarina o mantequilla derretida

- 1/2 cucharadita de salsa picante

- 1 cucharada de condimento italiano seco

- 1 / 2-1 cucharadita de sal de ajo

Preparación

1. Caliente la olla de cocción lenta a temperatura alta durante 15 minutos; agregue cereal, galletas saladas, palitos de papa y maní. Rocíe con los ingredientes restantes combinados y mezcle. Destape y cocine a temperatura alta 1 1/2 horas, revolviendo cada 30 minutos. Finalmente, gire la olla de cocción lenta a baja para mantener el calor para servir o retírelo de la olla de cocción lenta y enfríe.

Dip de Queso Chutney

6 porciones (aproximadamente 1/4 taza cada una)

Ingredientes

- 1 libra de queso crema bajo en grasa, temperatura ambiente

- 2 tazas (8 onzas) de queso cheddar reducido en grasa rallado

- 1/2 taza de chutney de mango picado, cantidad dividida

- 1/3 taza de cebolla finamente picada

- 1/4 taza de pasas picadas

- 2-4 cucharaditas cada una: raíz de jengibre finamente picada, ajo

- 1-2 cucharaditas de curry en polvo

- Cazos: chips de pita horneados, verduras variadas

Preparación

1. Coloque los quesos en una olla de cocción lenta de 11/2 cuartos; tape y cocine hasta que el queso se derrita, esto debería tomar unos 30 minutos. Mezcle los ingredientes restantes, con la excepción de los cazos; tape y cocine hasta que esté caliente, de 1 a 11/2 horas. Sirve con dippers

Dip caliente de alcachofas

16 porciones (aproximadamente 3 cucharadas cada una)

Ingredientes

• 1 lata (15 onzas) de corazones de alcachofa, escurridos y finamente picados

• 4 onzas de queso crema bajo en grasa, temperatura ambiente

• 1/2 taza de cada uno: queso parmesano rallado, mayonesa reducida en grasa y crema agria

• 1-2 cucharaditas de jugo de limón 1 cebolla verde, en rodajas finas

• 2 cucharaditas de ajo picado

• Sal y pimienta de cayena, al gusto

• Cazos: surtido de verduras, palitos de pan, galletas saladas

Preparación

1. Coloque el queso en una olla de cocción lenta de 11/2 cuartos; tape y cocine hasta que el queso se derrita, aproximadamente 30 minutos. Mezcle los ingredientes restantes, excepto la sal, la pimienta de cayena y los dippers; tape y cocine hasta que esté caliente, de 1 a 11/2 horas. Sazone al gusto con sal y pimienta de cayena. Sirva con dippers (no incluido en los datos nutricionales).

Dip de queso pepperoni

10 porciones (aproximadamente 3 cucharadas cada una)

Ingredientes

• 1 paquete (8 onzas) de queso crema suave con cebolla y cebollino

• 11/2 tazas (6 onzas) de queso suizo reducido en grasa rallado

• 1 paquete (31/2 onzas) de pepperoni en rodajas, picado

• 1/2 taza de pimiento verde picado

• 1/4 cucharadita de pimienta de cayena

• 1 / 2-2 / 3 taza de leche entera

Preparación

1. Coloque los quesos en una olla de cocción lenta de 11/2 cuartos; tape y cocine hasta que los quesos se derrita, aproximadamente 30 minutos. Mezcle los ingredientes restantes, excepto los dippers; cubra y cocine hasta que esté caliente, aproximadamente 1 hora y media. Sirva con dippers (no incluido en los datos nutricionales).

Dip de pizza

Ingrediente

- 12 porciones (aproximadamente 1/4 taza cada una)
- 1 libra de queso procesado bajo en grasa, cortado en cubos
- 2 tazas (8 onzas) de queso mozzarella reducido en grasa rallado
- 11/2 tazas de salsa para pizza
- 1/3 taza de aceitunas maduras en rodajas
- 2 cucharaditas de condimento italiano seco
- 1 paquete (31/2 onzas) de pepperoni en rodajas, picado
- Cazos: chips de tortilla, zanahoria y palitos de apio

Preparación

1. Coloque los quesos en una olla de cocción lenta de 11/2 cuartos; tape y cocine hasta que el queso se derrita, aproximadamente 30 minutos. Mezcle los ingredientes restantes, excepto los dippers; tape y cocine hasta que esté caliente, de 1 a 11/2 horas. Sirva con dippers (no incluido en los datos nutricionales).

Reuben Dip

Ingredientes

- 24 porciones (aproximadamente 1/4 taza cada una)
- 12 onzas de queso crema bajo en grasa, temperatura ambiente
- 1 taza (8 onzas) de queso suizo reducido en grasa rallado
- 11/2 tazas de chucrut fresco, enjuagado y escurrido
- 1 taza de carne en conserva magra picada
- 1/4 taza de aderezo para ensaladas de 1,000 islas reducido en grasa
- 2 cucharadas de cebollino fresco o seco cortado en tiras
- 2 cucharaditas de semillas de alcaravea, ligeramente trituradas
- Cazos: pan de cóctel de centeno partido a la mitad, verduras variadas

Preparación

1. Coloque los quesos en una olla de cocción lenta de 11/2 cuartos; tape y cocine hasta que los quesos se derrita, aproximadamente 30 minutos. Mezcle los ingredientes restantes, excepto los dippers; tape y cocine hasta que esté caliente, de 1 a 11/2 horas. Servir con

Dip de Cebolla y Carne Seca

Esta salsa tibia y cremosa también se puede servir fría; simplemente bata el queso crema y

16 porciones (aproximadamente 3 cucharadas cada una)

Ingredientes

- 12 onzas de queso crema bajo en grasa, temperatura ambiente

- ¾ taza de mayonesa baja en grasa

- 1 paquete (41/2 onzas) de carne seca, picada

- 1/3 taza de cebollas verdes en rodajas finas

- 2 cucharadas de hojuelas de cebolla seca

- 1 cucharadita de sal de ajo

- Cazos: galletas, verduras variadas, palitos de pan

Preparación

1. Coloque el queso crema en una olla de cocción lenta de 11/2 cuartos; tape y cocine hasta que el queso se derrita, aproximadamente 30 minutos. Mezcle los ingredientes restantes, excepto los dippers; tape y cocine hasta que esté caliente, de 1 a 11/2 horas.

Dip de cebolla tostada

- 24 porciones (aproximadamente 2 cucharadas cada una)
- 6-8 cucharadas de hojuelas de cebolla seca
- 1 libra de queso crema bajo en grasa, temperatura ambiente
- 2/3 taza de cada uno: yogur natural reducido en grasa y mayonesa
- 4 cebollas verdes pequeñas, picadas
- 3 dientes de ajo picados
- 1/2 cucharadita de cristales de caldo de res
- 1/2 taza de leche reducida en grasa al 2%, cantidad dividida
- 1-2 cucharaditas de jugo de limón
- 4-6 gotas de salsa de pimiento rojo
- Sal y pimienta blanca al gusto
- Cazos: condimentos vegetales variados, palitos de pan

Preparación

1. Cocine las hojuelas de cebolla en una sartén pequeña a fuego medio a medio-bajo hasta que estén tostadas, de 3 a 4 minutos, revolviendo con frecuencia; Retírelo del calor. Coloque el queso crema en una olla de cocción lenta de 11/2 cuartos; tape y cocine hasta que el queso se derrita, aproximadamente 30 minutos. Mezcle el yogur, la mayonesa, las cebolletas, el ajo, el caldo, las hojuelas de cebolla y 1/2 taza de leche; tape y cocine hasta que esté caliente, de 1 a 11/2 horas. Sazone al gusto con jugo de limón, salsa de pimienta, sal y pimienta blanca; agregue el 1/4 de taza de leche restante si lo desea para darle consistencia.

Dip de ajo asado y tres quesos

Ingrediente

- 24 porciones (aproximadamente 2 cucharadas cada una)
- 1 libra de queso crema bajo en grasa, temperatura ambiente
- 4 onzas de queso de cabra
- 1/2 taza (2 onzas) de queso parmesano rallado
- 2-3 cucharadas de ajo asado picado
- 1/4 cucharadita de pimienta blanca
- 1 / 2-3/4 taza de leche reducida en grasa al 2%, cantidad dividida
- Cazos: condimentos vegetales y galletas saladas variadas

Preparación

1. Coloque el queso crema y el queso de cabra en una olla de cocción lenta de 11/2 cuartos; tape y cocine hasta que el queso se derrita, aproximadamente 30 minutos. Agrega el queso parmesano, el ajo asado, la pimienta blanca y 1/2 taza de leche; tape y cocine hasta que esté caliente, de 1 a 11/2 horas. Agregue el 1/4 de taza de leche restante, si lo desea, para darle consistencia.

Chile con Queso

12 porciones (aproximadamente 1/4 taza cada una)

Ingredientes

- 2 chiles poblanos pequeños, cortados por la mitad
- 2 tazas (8 onzas) de queso procesado reducido en grasa rallado

- 1 taza (4 onzas) de queso cheddar bajo en grasa rallado
- 1/3 taza de cada uno: cebolla finamente picada, tomate
- 1/2 cucharadita de hojas secas de orégano
- 2-4 cucharadas de leche descremada al 2%
- Chips de tortilla

Preparación

1. Coloque los chiles, con la piel hacia arriba, en un molde para hornear. Hornee a 425 grados hasta que los chiles estén dorados y suaves, aproximadamente 20 minutos. Fresco; deseche las semillas y los tallos y píquelos en trozos grandes.
2. 2. Coloque los quesos en una olla de cocción lenta de 11/2 cuartos; tape y cocine hasta que los quesos se derrita, aproximadamente 30 minutos. Agrega los ingredientes restantes, excepto los totopos; tape y cocine hasta que esté caliente, de 1 a 11/2 horas.

Frijoles Negros y Chile Verde con Queso

16 porciones (aproximadamente 1/4 taza cada una)

Ingredientes

• 8 onzas cada uno: queso pepper-Jack reducido en grasa y queso crema en cubos, temperatura ambiente

• 1 taza de mayonesa baja en grasa

• 1/2 taza (2 onzas) de queso parmesano rallado

• ¾ taza de frijoles negros enlatados, escurridos

• 1 lata (4 onzas) de chiles verdes cortados en cubitos, sin escurrir

• 2 dientes de ajo picados

• 2 cucharaditas de pimiento rojo triturado

• 1 / 2-1 cucharadita de salsa de pimiento rojo

• Cazos: chips de tortilla, verduras variadas

Preparación

1. Coloque los quesos en una olla de cocción lenta de 11/2 cuartos; tape y cocine hasta que los quesos se derrita, aproximadamente 30 minutos.

2. Mezcle los ingredientes restantes, excepto los dippers; tape y cocine hasta que esté caliente, de 1 a 11/2 horas.

queso fundido

16 porciones (aproximadamente 3 cucharadas cada una)

Ingredientes

- 11/2 tazas (6 onzas) de queso cheddar reducido en grasa rallado

- 1 taza (4 onzas) de queso procesado reducido en grasa en cubos

- 1/2 pimiento rojo asado, picado

- 1 / 2-2 / 3 taza de leche reducida en grasa al 2%

- 1 taza de chorizo (1/4 de receta) (ver pág.166)

- 16 tortillas de harina o maíz (6 pulgadas), tibias

- Cebolla verde finamente rebanada y cilantro picado, como guarnición

Preparación

1. Coloque los quesos en una olla de cocción lenta de 11/2 cuartos; tape y cocine hasta que los quesos se derrita, aproximadamente 30 minutos. Agrega los ingredientes restantes, excepto las tortillas y las guarniciones; tape y cocine hasta que esté caliente, de 1 a 11/2 horas. Coloque alrededor de 3 cucharadas de mezcla de queso en el centro de cada tortilla. Espolvoree con cebolla verde y cilantro y enrolle.

Dip de Frijoles Refritos

Ingredientes

- 16 porciones (aproximadamente 1/4 taza cada una)
- 2 tazas (8 onzas) de queso procesado suave estilo mexicano en cubos
- 2 latas (16 onzas cada una) de frijoles refritos
- 1/4 taza de cada uno: salsa para tacos, cebollas verdes picadas
- 1-2 cucharadas de chiles jalapeños en escabeche picados
- Cazos: chips de tortilla, verduras variadas

Preparación

1. Coloque el queso en una olla de cocción lenta de 11/2 cuartos; tape y cocine hasta que el queso se derrita, aproximadamente 30 minutos. Mezcle los ingredientes restantes, excepto los dippers; tape y cocine hasta que esté caliente, de 1 a 11/2 horas.

Dip picante de queso y mariscos

8 porciones (aproximadamente 3 cucharadas cada una)

Ingredientes

- 8 onzas cada uno: queso pepper-Jack reducido en grasa en cubos y queso crema a temperatura ambiente

- 3/4 taza de leche entera

- 1 taza de cada uno: camarones y cangrejo cocidos y picados

- 1/4 taza de aceitunas verdes picadas y sin hueso

- Cazos: surtido de verduras, galletas saladas, palitos de pan

Preparación

1. Coloque los quesos en una olla de cocción lenta de 11/2 cuartos; tape y cocine hasta que el queso se derrita, aproximadamente 30 minutos. Mezcle los ingredientes restantes, excepto los dippers; tape y cocine hasta que esté caliente, de 1 a 11/2 horas.

Dip de salmón ahumado

16 porciones (aproximadamente 3 cucharadas cada una)

Ingredientes

- 8 onzas de queso crema bajo en grasa, temperatura ambiente
- 11/2 tazas de mayonesa baja en grasa
- 1 lata (14 onzas) de corazones de alcachofa, escurridos y picados
- 12 onzas de salmón ahumado envasado o enlatado
- 1/2 taza (2 onzas) de queso parmesano rallado
- 1/4 taza de alcaparras escurridas
- 1 cucharada de ajo picado
- 3-4 pizcas de salsa de pimiento picante
- Cazos: verduras variadas, galletas saladas

Preparación

1. Coloque el queso crema en una olla de cocción lenta de 11/2 cuartos; tape y cocine hasta que el queso se derrita, aproximadamente 30 minutos.

2. Mezcle los ingredientes restantes, excepto los dippers; tape y cocine hasta que esté caliente, de 1 a 11/2 horas.

Caviar de berenjena

6 porciones (aproximadamente 2 cucharadas cada una)

Ingredientes

- 1 berenjena grande (alrededor de 11/2 libras)
- 1/2 taza de tomate finamente picado
- 1/4 taza cada uno: cebolla finamente picada,
- yogur desnatado
- 3 dientes de ajo picados 2 cucharadas de aceite de oliva
- 1/2 cucharadita de hojas secas de orégano
- 1-2 cucharadas de jugo de limón
- Sal y pimienta para probar
- Cazos: lavosh o gajos de pan de pita

Preparación

1. Perfore la berenjena en varios lugares con un tenedor y colóquela en la olla de cocción lenta; cubra y cocine a fuego lento hasta que estén tiernos, de 4 a 5 horas. Déjelo enfriar a temperatura ambiente.
2. Corta la berenjena por la mitad; saque la pulpa con una cuchara. Triture la berenjena y mézclela con los ingredientes restantes, excepto el jugo de limón, la sal, la pimienta y las cucharas. Sazone al gusto con jugo de limón, sal y pimienta.

Fondue de queso

Ingredientes

- 12 porciones (aproximadamente 1/4 de taza cada una)
- 2 tazas (8 onzas) de queso suizo reducido en grasa rallado
- 1 cucharada de harina
- 8 onzas de queso crema bajo en grasa, temperatura ambiente
- ¾ taza de vino blanco seco o jugo de manzana
- 1 diente de ajo picado
- Pimienta de Cayena, al gusto
- Cazos: pan francés en cubos, verduras variadas

Preparación

1. Mezcle el queso suizo con harina. Combine los quesos, el vino y el ajo en una olla de cocción lenta de 11/2 cuartos; tape y cocine hasta que los quesos se derritan y la fondue esté caliente, de 1 a 11/2 horas. Sazone al gusto con pimienta de cayena; Si la fondue se vuelve demasiado espesa, agregue más vino o leche.

Fondue de tomate y queso cheddar

16 porciones (aproximadamente 3 cucharadas cada una)

Ingredientes

- 1 libra de queso procesado suave estilo mexicano, cortado en cubos

- 1 lata (141/2 onzas) de tomates guisados, sin escurrir

- 1/2 taza de aceitunas negras o verdes en rodajas

- 1 diente de ajo grande, picado

- Cazos: chips de tortilla, verduras variadas

Preparación

1. Coloque el queso en una olla de cocción lenta de 11/2 cuartos; tape y cocine hasta que el queso se derrita, aproximadamente 30 minutos. Mezcle los ingredientes restantes, excepto los dippers; cubra y cocine hasta que esté caliente, aproximadamente 1 hora y media.

Cheesecake de Frijoles Negros con Salsa

24 porciones

Ingredientes

- 1/3 taza de pan rallado seco sin condimentar
- 24 onzas de queso crema bajo en grasa, temperatura ambiente
- 6 huevos
- 1 lata (15 onzas) de frijoles negros, enjuagados y escurridos
- 1/2 chile jalapeño, finamente picado
- 2 cucharadas de cebolla finamente picada
- 2 dientes de ajo picados
- 2 cucharaditas de comino seco
- 1/2 cucharadita de cada una: hojas secas de orégano, chile en polvo,
- sal, pimienta de cayena
- 1 taza de salsa

Preparación

1. Engrase un molde desmontable de 7 pulgadas y cúbralo con el pan rallado. Batir el queso crema en un tazón grande hasta que quede esponjoso; batir los huevos. Agrega el resto de los ingredientes, excepto la salsa; vierta en el molde preparado y colóquelo en una rejilla en una olla de cocción lenta de 6 cuartos. Coloca 3 capas de papel toalla sobre la parte superior de la olla de cocción lenta; cubra y cocine a fuego alto hasta que el pastel de queso esté firme y un cuchillo afilado insertado a la mitad entre el centro y el borde del pastel de queso salga casi limpio,

71

aproximadamente 4 horas. Transfiera la olla a una rejilla y déjela enfriar durante 1 hora; retire el pastel de queso de la olla y déjelo enfriar completamente sobre una rejilla. Refrigere 8 horas o toda la noche.

Paté de hígado de pollo

16 porciones (aproximadamente 3 cucharadas cada una)

Ingredientes

- 500 g de hígados de pollo
- 1/4 taza de cebolla finamente picada
- 1 manzana pequeña, pelada y finamente picada
- 2-4 cucharadas de brandy (opcional)
- 1/2 taza de margarina o mantequilla sin sal, temperatura ambiente
- Sal y pimienta de cayena, al gusto

Preparación

1. Combine los hígados, la cebolla y la manzana en una olla de cocción lenta; cubra y cocine a fuego alto hasta que los hígados ya no estén

2. rosa en el centro, alrededor de 3 horas. Procese la mezcla de hígado y el brandy en un procesador de alimentos o licuadora hasta que quede muy suave, agregando 2 cucharadas de margarina a la vez. Sazone al gusto con sal y pimienta de cayena. Vierta en una olla y refrigere hasta que se enfríe.

Alitas de pollo con jengibre y soja

Ingredientes

- 8 porciones
- 3 libras de alitas de pollo desarticuladas sin puntas (alrededor de 16)
- 1/3 taza de salsa de soja
- 1 cucharada de sirope de arce
- 1 cucharada de jengibre picado
- 3 dientes de ajo picados
- 11/2 cucharaditas de polvo de cinco especias
- 3 cucharadas de cebollas verdes en rodajas
- 1 cucharada de semillas de sésamo tostadas

Preparación

1. Combine todos los ingredientes, excepto las cebollas verdes y las semillas de sésamo en una olla de cocción lenta; tape y cocine a fuego alto de 3 a 4 horas, escurriendo la grasa después de 2 horas. Coloca las alitas de pollo en una fuente; decorar con cebollas verdes y semillas de sésamo.

Alitas De Pollo Teriyaki

8 porciones

Ingredientes

• 3 libras de alitas de pollo sin las puntas de las alas, cortadas a la mitad (alrededor de 16)

• 1 1/2 tazas de azúcar morena clara compacta

• 1 taza de salsa de soja

• 2 cucharadas de salsa hoisin 1 cucharadita de jengibre molido

• 1/2 cucharadita de ajo en polvo

• 1 cucharada de cada uno: perejil picado, tostado

• semillas de sésamo

Preparación

1. Coloque las alitas de pollo en la olla de cocción lenta; vierta los ingredientes restantes combinados, excepto el perejil y las semillas de sésamo, sobre las alitas de pollo. Tape y cocine a fuego alto de 3 a 4 horas. Espolvorea con perejil y semillas de sésamo.

Minestrone de garbanzos y pasta

6 porciones de entrada

Ingredientes

- 11/2 cuartos de caldo de pollo sin grasa y reducido en sodio
- 1 lata (15 onzas) de garbanzos, enjuagados y escurridos
- 1 lata (141/2 onzas) de tomates con hierbas italianas, sin escurrir, picados en trozos grandes

- 4-5 onzas de jamón ahumado reducido en sodio, cortado en cubitos
- 2 tazas de repollo picado 1 cebolla grande picada
- 2 de cada uno: zanahorias grandes peladas en rodajas finas, costillas de apio, dientes de ajo picados
- 1 cucharada de condimento italiano seco
- 1/4 taza de orzo crudo
- Sal y pimienta para probar

Preparación

1. Combine todos los ingredientes, excepto el orzo, la sal y la pimienta, en una olla de cocción lenta de 6 cuartos; tape y cocine a fuego lento de 6 a 8 horas, agregando orzo durante los últimos 20 minutos.
2. Sazone al gusto con sal y pimienta.

Minestrone carnoso

8 porciones de entrada

Ingredientes

- 11/2 cuartos de caldo de res (vea la página 31) o caldo de res
- 1 lata (15 onzas) de frijoles Great Northern, enjuagados y escurridos
- 1 lata (141/2 onzas) de tomates cortados en cubitos, sin escurrir
- 11/4 libras de carne de res magra para estofado, en cubos
- 4 onzas de salchicha de pavo al estilo italiano
- 1 cada uno: cebolla grande picada, apio de costilla en rodajas
- 2 cada uno: zanahorias en rodajas, dientes de ajo picados
- 2 cucharaditas de hojas secas de albahaca
- 1 cucharadita de hojas secas de orégano
- 1 hoja de laurel
- 1 paquete (10 onzas) de judías verdes italianas congeladas, descongeladas
- 2 onzas de pasta rotini o concha, cocida
- Sal y pimienta para probar
- Queso parmesano rallado, como guarnición

Preparación

1. Combine todos los ingredientes, excepto las judías verdes, la pasta, la sal, la pimienta y
2. queso en una olla de cocción lenta de 6 cuartos de galón; tape y cocine a fuego lento de 6 a 8 horas, agregando
3. judías verdes y pasta durante los últimos 15 minutos. Desechar la hoja de laurel; estación
4. al gusto con sal y pimienta. Espolvorea cada plato de sopa con queso parmesano.

Minestrone abundante con pepperoni

4 porciones de entrada

Ingredientes

- 11/2 cuartos de caldo de pollo sin grasa y reducido en sodio
- 1 lata (28 onzas) de tomates pera italianos, sin escurrir
- 1 lata (15 onzas) de frijoles cannellini o frijoles Great Northern, enjuagados y escurridos

- 1 cada uno: cebolla grande picada, apio de costilla en cubitos grandes, pimiento rojo

- 2 cada uno: zanahorias medianas picadas en trozos grandes, calabacín, dientes de ajo picados
- 1/4 taza de pepperoni o salami duro finamente picado
- 1 cucharada de condimento italiano seco
- 1/2 taza de macarrones de codo cocidos
- Sal y pimienta para probar

Preparación

1. Combine todos los ingredientes, excepto los macarrones, la sal y la pimienta, en una olla de cocción lenta de 6 cuartos; tape y cocine a fuego lento de 6 a 8 horas, agregando los macarrones durante los últimos 15 minutos.

2. Sazone al gusto con sal y pimienta.

Sopa de Verduras a la Italiana

8 porciones de entrada

Ingredientes

- 11/2 cuartos de caldo de pollo rico (vea la página 30) o caldo de pollo
- 1 lata (19 onzas) de frijoles cannellini, enjuagados y escurridos
- 1 lata (15 onzas) de salsa de tomate
- 11/2 tazas de repollo picado
- 1 taza cada uno: cebolla picada, zanahorias en rodajas
- 1 diente de ajo picado
- 1 cucharadita de condimento italiano seco
- 1 paquete (16 onzas) de brócoli, maíz y pimientos rojos congelados, descongelados
- Sal y pimienta para probar
- 2 tazas de mezcla para relleno de crutones sazonada

Preparación

1. Combine todos los ingredientes, excepto las verduras descongeladas, la sal, la pimienta y la mezcla para relleno, en una olla de cocción lenta de 6 cuartos; tape y cocine a fuego alto de 4 a 5 horas, agregando verduras descongeladas durante los últimos 20 minutos.
2.
3. Sazone al gusto con sal y pimienta.
4. Vierta 1/4 de taza de mezcla para relleno en cada tazón de sopa; cucharón de sopa.

Sopa de Garbanzos y Cuscús

6 porciones de entrada

Ingredientes

- 11/4 cuartos de caldo de pollo sin grasa y reducido en sodio
- 1 lata (141/2 onzas) de tomates cortados en cubitos, sin escurrir
- 1 lata (15 onzas) de garbanzos, enjuagados y escurridos
- 1 taza de cada uno: calabacín cortado en cubitos, floretes de coliflor pequeños
- 1/2 pimiento verde mediano, cortado en cubitos
- 1 cada uno: cebolla mediana picada, apio, zanahoria grande
- 1 hoja de laurel
- 1 diente de ajo picado
- 3/4 de cucharadita de cada uno: comino molido, hojas secas de tomillo
- Pizca generosa de clavo de olor molido
- 1/3 taza de cuscús crudo
- Sal y pimienta para probar

Preparación

1. Combine todos los ingredientes, excepto el cuscús, la sal y la pimienta, en una olla de cocción lenta de 6 cuartos; tape y cocine a fuego alto de 4 a 5 horas.
2. Apague el fuego y agregue el cuscús; tapar y dejar reposar de 5 a 10 minutos.
3. Desechar la hoja de laurel; sazone al gusto con sal y pimienta.

Sopa portuguesa

4 porciones de entrada

Ingredientes

- 1 cuarto de caldo de res (ver pág.31) o caldo de res
- 1 lata (15 onzas) de frijoles rojos, enjuagados y escurridos
- 1/4 taza de salsa de tomate
- 8 onzas de salchicha ahumada reducida en grasa, rebanada
- 3 papas medianas, peladas y en cubos
- 1 taza de cebolla picada
- 1/2 taza de pimiento rojo picado
- 2 cucharadas de ajo picado
- 3 tazas de col rizada o espinaca en rodajas
- Sal y pimienta para probar
- Salsa de pimiento picante, al gusto

Preparación

1. Combine todos los ingredientes, excepto la col rizada, la sal, la pimienta y la salsa de pimiento picante, en una olla de cocción lenta; tape y cocine a fuego alto de 4 a 5 horas, agregando col rizada durante los últimos 15 minutos.

2. Sazone al gusto con sal, pimienta y salsa picante.

Pasta Fagioli Ole!

6 porciones de primer plato

Ingredientes

- 3 tazas de caldo de pollo o caldo de pollo
- 2 latas (15 onzas cada una) de frijoles pintos, enjuagados y escurridos
- 21/2 tazas de tomates cortados en cubitos
- 1 taza de cada uno: cebollas picadas, pimiento verde, zanahorias en rodajas
- 1/2 taza de apio picado
- 1 diente de ajo picado
- 1 chile jalapeño mediano, finamente picado
- 2 cucharaditas de hojas secas de orégano
- 1 taza de macarrones de codo cocidos
- 1/4 taza de cilantro picado
- Sal y pimienta de cayena, al gusto

Preparación

1. Combine todos los ingredientes, excepto los macarrones, el cilantro, la sal y la pimienta de cayena, en una olla de cocción lenta.

2. Tape y cocine a fuego alto de 4 a 5 horas, agregando macarrones y cilantro durante los últimos 15 minutos.

3. Sazone al gusto con sal y pimienta de cayena.

Sopa italiana de canelones y repollo

8 porciones de primer plato

Ingredientes

- 2 latas (14 1/2 onzas cada una) de caldo de pollo reducido en sodio

- 1 taza de agua
- 1 lata (15 onzas) de cannellini o frijoles Great Northern, enjuagados y escurridos
- 3 tazas de repollo en rodajas finas o picado
- 1 cebolla pequeña, picada en trozos grandes
- 3 dientes de ajo picados
- 1 cucharadita de semillas de alcaravea trituradas
- 1/2 taza de mostaccioli cocido (penne)
- Sal y pimienta para probar

Preparación

1. Combine todos los ingredientes, excepto la pasta, la sal y la pimienta, en una olla de cocción lenta; tape y cocine a fuego alto de 4 a 5 horas, agregando la pasta durante los últimos 20 minutos.
2. Sazone al gusto con sal y pimienta.

Sopa de tomate de verano siciliana

10 porciones de primer plato

Ingredientes

- 1 cuarto de caldo de pollo (ver pág.30) o caldo de pollo
- 1/2 taza de vino blanco seco o caldo de pollo
- 1/4 taza de jugo de naranja
- 2 cucharadas de pasta de tomate
- 18 tomates ciruela, pelados, sin semillas y picados
- 2 cada una: cebollas rojas y amarillas medianas, finamente picadas
- 1 taza de champiñones en rodajas
- 1/2 taza de cada uno: cebollas verdes picadas, zanahorias, apio, perejil
- 1/4 taza de ajo picado
- 1-2 cucharadas de hojas secas de albahaca
- 1 cucharadita de azucar
- Ralladura de 1 naranja
- 11/2 libras de espinacas, picadas en trozos grandes
- Sal y pimienta para probar

Preparación

1. Combine todos los ingredientes, excepto la espinaca, la sal y la pimienta, en una olla de cocción lenta de 6 cuartos; tape y cocine a fuego alto de 4 a 5 horas, agregando espinacas durante los últimos 30 minutos.
2. Sazone al gusto con sal y pimienta.

Sopa de Frijoles Rojos y Blancos con Tocino y Pasta

6 porciones de entrada

Ingredientes

- 11/2 cuartos de caldo de pollo sin grasa y reducido en sodio
- 1 lata (19 onzas) de frijoles cannellini, enjuagados y escurridos
- 1 lata (15 onzas) cada una: frijoles rojos escurridos enjuagados, salsa de tomate
- 6 onzas de tocino canadiense, en rodajas finas
- 1 taza de cada uno: cebolla picada, apio 2 cucharaditas de condimento italiano seco
- 1/2 taza de orzo crudo
- Sal y pimienta para probar

Preparación

1. Combine todos los ingredientes, excepto el orzo, la sal y la pimienta, en una olla de cocción lenta de 6 cuartos; tape y cocine a fuego lento de 6 a 8 horas, agregando orzo durante los últimos 20 minutos.

2. Sazone al gusto con sal y pimienta.

Sopa de Pasta y Frijoles Cannellini

4 porciones de entrada

Ingredientes

- 1 cuarto de caldo de pollo sin grasa, reducido en sodio
- 1 lata (19 onzas) de frijoles cannellini, enjuagados y escurridos
- 3/4 taza de tocino canadiense cortado en cubitos
- 1/3 taza de pimiento rojo cortado en cubitos
- 2 dientes de ajo picados
- 1/2 cucharadita de cada una: mejorana seca y hojas de salvia
- 1 taza de ditalini crudo
- Sal y pimienta para probar
- Crutones de parmesano

Preparación

1. Combine todos los ingredientes, excepto ditalini, sal, pimienta y picatostes, en una olla de cocción lenta; tape y cocine a fuego lento de 6 a 8 horas, agregando la pasta durante los últimos 30 minutos.

2. Sazone al gusto con sal y pimienta. Espolvoree cada plato de sopa con crutones de parmesano.

Sopa de albóndigas italiana

8 porciones de entrada

Ingredientes

- 2 cuartos de caldo de pollo sin grasa y reducido en sodio
- 2 tazas de cada uno: judías verdes cortadas, zanahorias en rodajas, cebollas picadas
- 5 tomates ciruela, picados en trozos grandes
- 2 dientes de ajo picados
- 1-2 cucharaditas de condimento italiano seco
- 8 onzas de espaguetis finos, partidos en pedazos
- (3 pulgadas), cocido
- Sal y pimienta para probar

Preparación

1. Combine todos los ingredientes, excepto la pasta, la sal y la pimienta, en una olla de cocción lenta de 6 cuartos; tape y cocine a fuego lento de 6 a 8 horas, agregando la pasta durante los últimos 15 a 20 minutos.
2. Sazone al gusto con sal y pimienta.

Albóndigas de pavo italiano

Hace 32

Ingredientes

- 11/2 libras de pavo molido
- 1 huevo
- 1/4 taza de pan rallado seco sazonado
- 2 dientes de ajo picados
- 1 cucharada de condimento italiano seco
- 3/4 de cucharadita de sal
- 1/2 cucharadita de pimienta

Preparación

1. Mezclar todos los ingredientes; forma 32 albóndigas.

Sopa italiana de champiñones y cebada

6 porciones de primer plato

Ingredientes

- 11/2 cuartos de caldo de pollo
- 2 tazas cada una: jugo de tomate, tomates picados
- 1/2 taza de cebada perlada
- 3 tazas de champiñones en rodajas
- 3/4 de taza cada uno: zanahorias picadas, cebolla
- 2 cucharaditas de ajo picado
- 1 cucharadita cada una: albahaca seca y hojas de orégano
- Sal y pimienta para probar
- Crema agria reducida en grasa, como guarnición

Preparación

1. Combine todos los ingredientes, excepto la sal, la pimienta y la crema agria, en una olla de cocción lenta de 6 cuartos; tape y cocine a fuego lento de 6 a 8 horas.
2. Sazone al gusto con sal y pimienta.
3. Cubra cada plato de sopa con una cucharada de crema agria.

Sopa de col rizada y ravioles

6 porciones de primer plato

Ingredientes

- 1 cuarto de caldo de pollo sin grasa, reducido en sodio
- 2 tazas de agua
- 1 taza de cada una: zanahorias en rodajas, tomates ciruela picados, cebollas, apio
- 2 dientes de ajo picados
- 3/4 de cucharadita de cada uno: albahaca seca y hojas de romero
- 1/2 paquete (tamaño de 9 onzas) de ravioles de hierbas frescas
- 3 tazas de col rizada picada
- 2-3 cucharaditas de jugo de limón
- Sal y pimienta para probar

Preparación

1. Combine todos los ingredientes, excepto los ravioles, la col rizada, el jugo de limón, la sal y la pimienta, en una olla de cocción lenta de 6 cuartos de galón; tape y cocine a fuego alto de 3 a 4 horas.

2. Agregue los ravioles y la col rizada, cocine hasta que los ravioles floten en la parte superior, aproximadamente de 10 a 15 minutos.

3. Sazone al gusto con jugo de limón, sal y pimienta.

Sopa de curry angloindia

8 porciones de primer plato

Ingredientes

• 11/4 cuartos de caldo de pollo o caldo de pollo

• 1 libra de mitades de pechuga de pollo deshuesadas y sin piel
• 1 lata (141/2 onzas) de tomates cortados en cubitos, sin escurrir
• 11/2 tazas de cada uno: cebollas picadas en trozos grandes, tarta de manzanas
• 1/2 taza de cada uno: apio en rodajas, zanahorias, pimiento rojo, papas rojas peladas y cortadas en cubitos
• 1 diente de ajo grande, picado
• 21/2 cucharaditas de curry en polvo
• 1 cucharadita de chile en polvo
• 1/2 cucharadita de cada una: pimienta de Jamaica molida, hojas secas de tomillo
• 1/4 taza de perejil picado grueso
• Sal y pimienta para probar

Preparación

1. Combine todos los ingredientes, excepto el perejil, la sal y la pimienta, en una olla de cocción lenta de 6 cuartos; tape y cocine a fuego lento de 6 a 8 horas.

2. Agrega el perejil; sazone al gusto con sal y pimienta.

Sopa de papas y espinacas al estilo indio con pollo

6 porciones de entrada

Ingredientes

- 3 tazas de caldo de pollo (vea la página 30) o caldo de pollo 12 onzas de pechuga de pollo deshuesada y sin piel, cortada en cubitos
- 1 lata (141/2 onzas) de tomates cortados en cubitos, sin escurrir
- 2 tazas de papas para hornear peladas y en cubos
- 1 taza de cebolla picada
- 2 dientes de ajo grandes, picados
- 1/2 cucharadita de cada una: semillas de alcaravea, cardamomo molido
- 11/2 cucharadas de curry en polvo suave o picante
- 2 cucharaditas de cilantro molido
- 1/2 paquete (tamaño de 10 onzas) de espinacas picadas congeladas, descongeladas y escurridas
- Sal y pimienta para probar

Preparación

1. Combine todos los ingredientes, excepto la espinaca, la sal y la pimienta, en una olla de cocción lenta; tape y cocine a fuego lento de 6 a 8 horas, agregando espinacas durante los últimos 20 minutos.

2. Sazone al gusto con sal y pimienta.

Sopa de Curry con Albóndigas

4 porciones de entrada

Ingredientes

- 11/4 cuartos de caldo de res (ver pág.31) o caldo de res
- 1/2 taza de cebolla picada
- 2 cucharaditas cada una: ajo picado, curry en polvo
- 2 onzas de fideos, partidos en pedazos (2 pulgadas), cocidos
- Sal y pimienta para probar
- 1/4 taza de menta picada

Preparación

1. Combine todos los ingredientes, excepto la pasta, la sal, la pimienta y la menta, en una olla de cocción lenta; tape y cocine a fuego alto de 4 a 5 horas, agregando la pasta durante los últimos 15 minutos.
2. Sazone al gusto con sal y pimienta. Agrega la menta.

Albóndigas al curry

Rinde de 12 a 16

Ingredientes

- 8 onzas de carne molida magra
- 1/3 taza de cebolla picada
- 11/2 cucharaditas de curry en polvo
- 1/2 cucharadita de sal
- 1/4 cucharadita de pimienta

Preparación

1. Combine todos los ingredientes; forme de 12 a 16 albóndigas.

Sopa de lentejas de la India

8 porciones de entrada

Ingredientes

- 1 cuarto de caldo de pollo sin grasa, reducido en sodio
- 4 tazas de agua
- 2 tazas de lentejas rojas o marrones secas
- 1/2 taza de cebolla picada
- 1 diente de ajo picado
- 2 cucharaditas de curry en polvo
- 1 cucharadita cada una: semillas de cilantro y comino trituradas
- 1/2 cucharadita de cúrcuma molida
- 1/8-1/4 cucharadita de pimiento rojo triturado
- Sal y pimienta para probar
- 6 cucharadas de yogur natural reducido en grasa

Preparación

1. Combine todos los ingredientes, excepto la sal, la pimienta y el yogur, en una olla de cocción lenta de 6 cuartos de galón; tape y cocine a fuego lento de 6 a 8 horas.
2. Sazone al gusto con sal y pimienta.
3. Cubra cada plato de sopa con una cucharada de yogur.

Sopa de pollo con especias de la India

8 porciones de entrada

Ingredientes

- 2 cuartos de caldo de pollo sin grasa y reducido en sodio
- 1 1/2 libras de pechuga de pollo deshuesada y sin piel, en cubos (3/4 de pulgada)
- 1/2 taza de cebolla finamente rebanada
- 6 granos de pimienta
- 2 cucharaditas de cilantro molido
- 1 cucharadita de cada uno: cúrcuma molida, jengibre
- 1/8-1 / 4 cucharadita de pimiento rojo triturado
- 11/2 cucharaditas de vinagre de sidra
- Sal y pimienta para probar
- Cilantro picado, como guarnición

Preparación

1. Combine todos los ingredientes, excepto el pimiento rojo, el vinagre, la sal, la pimienta y el cilantro, en una olla de cocción lenta de 6 cuartos; tape y cocine a fuego alto de 3 a 4 horas, agregando pimiento rojo y vinagre durante los últimos 30 minutos.

2. Sazone al gusto con sal y pimienta; decore cada plato de sopa con cilantro picado.

Sopa de col rusa

8 porciones de primer plato

Ingredientes

- 11/2 cuartos de caldo de res sin grasa y reducido en sodio
- 1 lata (141/2 onzas) de tomates cortados en cubitos, sin escurrir
- 6 tazas de repollo morado en rodajas finas
- 4 remolachas grandes, peladas y en cubos (1/2 pulgada)
- 1 taza de cada uno: zanahorias en rodajas, cebollas, nabo en cubos, papa
- 1 cucharada de vinagre de sidra
- Sal y pimienta para probar
- 8 cucharadas de crema agria reducida sin grasa

Preparación

1. Combine todos los ingredientes, excepto la sal, la pimienta y la crema agria, en una olla de cocción lenta de 6 cuartos; tape y cocine a fuego lento de 6 a 8 horas; sazone al gusto con sal y pimienta.
2. Cubra cada plato de sopa con una cucharada de crema agria.

Sopa abundante de repollo y verduras

8 porciones de entrada

Ingredientes

• 1 cuarto de caldo de res fragante o caldo de res
• 2 tazas de jugo de tomate
• 3 tazas de col verde o roja rallada
• 1 taza de cada uno: cebolla en rodajas finas, zanahorias, champiñones,
• papas en cubos sin pelar
• 1 cucharadita de cada una: semillas de alcaravea, pimentón
• 4 tazas de carne magra cocida en cubos
• 2 cucharadas de pasas
• 1 cucharada de azucar
• 2-3 cucharaditas de vinagre
• Sal y pimienta para probar
• Crema agria de eneldo (ver pág.206)

Preparación

1. Combine el caldo, el jugo de tomate, las verduras, las
   semillas de alcaravea y el pimentón en una olla de cocción
   lenta de 6 cuartos; tape y cocine a fuego lento de 6 a 8 horas,
   agregando carne de res, pasas, azúcar y vinagre durante los
   últimos 30 minutos.
2. Sazone al gusto con sal y pimienta.
3. Adorne los tazones de sopa con cucharadas de crema agria
   de eneldo.

Sopa de remolacha

8 porciones de entrada

Ingredientes

- 2 cuartos de caldo de res sin grasa y reducido en sodio
- 12 onzas de carne magra deshuesada, en cubos
- 1 libra de remolacha, pelada y en cubos
- 3 tazas de repollo rallado en trozos grandes
- 11/2 tazas de zanahorias en rodajas
- 1 taza de cebolla picada
- 1 cucharada de eneldo seco
- 1 / 4-1/3 taza de vinagre de sidra
- Sal y pimienta para probar
- Crema agria reducida en grasa, como guarnición

Preparación

1. Combine todos los ingredientes, excepto el vinagre, la sal, la pimienta y la crema agria, en una olla de cocción lenta de 6 cuartos; tape y cocine a fuego lento de 6 a 8 horas, agregando vinagre durante la última hora.
2. Sazone al gusto con sal y pimienta.

Adorne cada plato de sopa con una cucharada de crema agria.

Remolacha Borscht

8 porciones de primer plato

Ingredientes

- 1 1/2 cuartos de caldo de res sin grasa y reducido en sodio
- 8 onzas de salchicha polaca ahumada reducida en grasa
- 1 repollo morado de cabeza pequeña, en rodajas finas
- 4 remolachas medianas, peladas y en cubos
- 2 zanahorias en rodajas
- 1 diente de ajo picado
- 1 hoja de laurel
- 2-3 cucharaditas de azúcar
- 2 cucharadas de vinagre de sidra
- Sal y pimienta para probar
- Hierba de eneldo picada, como guarnición

Preparación

1. Combine todos los ingredientes, excepto el azúcar, el vinagre, la sal, la pimienta y el eneldo, en una olla de cocción lenta de 6 cuartos; tape y cocine a fuego alto de 4 a 5 horas, agregando azúcar y vinagre durante la última hora.
2. Retire la salchicha; corte y vuelva a poner en la sopa.
3. Desechar la hoja de laurel.
4. Sazone al gusto con sal y pimienta; espolvorea cada plato de sopa con eneldo.

Borscht ruso

6 porciones de entrada

Ingredientes

- 3 latas (141/2 onzas cada una) de caldo de res sin grasa y reducido en sodio
- 1 lata (141/2 onzas) de tomates cortados en cubitos
- 1 libra de carne magra para estofado de res, cortada en cubos
- 4 tazas de repollo en rodajas finas
- 2 tazas cada una: remolacha rallada, zanahorias
- 1 taza cada uno: cebolla picada, nabo rallado
- 1 cucharada de azucar
- 2 hojas de laurel
- 1 cucharadita de hojas secas de tomillo
- 3-4 cucharadas de vinagre de vino tinto
- Sal y pimienta para probar

Preparación

1. Combine todos los ingredientes, excepto el vinagre, la sal, la pimienta y la crema agria de eneldo, en una olla de cocción lenta de 6 cuartos; tape y cocine a fuego lento de 6 a 8 horas.
2. Sazone al gusto con vinagre, sal y pimienta; desechar las hojas de laurel.
3. Unte cada plato de sopa con crema agria de eneldo.

Crema agria de eneldo

Rinde aproximadamente 3/4 de taza

Ingredientes

- 3/4 taza de crema agria reducida en grasa
- 2 cucharadas de eneldo fresco o 1 cucharada de eneldo seco
- 1-2 cucharaditas de jugo de limón

Preparación

1. Mezclar todos los ingredientes.

Borscht de Europa del Este

12 porciones de entrada

Ingredientes

- 2 cuartos de galón de agua
- 1 libra de carne magra para estofado de res, cortada en cubos
- 11/2 libras de salchicha ahumada reducida en grasa, rebanada
- 4 tazas de repollo rallado
- 31/2 tazas de remolacha cocida, pelada, rallada o en cubos, cantidad dividida
- 2 tazas de papas ralladas peladas
- 1 taza cada una: zanahorias ralladas, cebolla en rodajas
- 2 cucharadas de vinagre de vino tinto
- 1 cucharadita de azucar
- 2 cucharaditas cada una: hojas secas de mejorana, eneldo
- Sal y pimienta para probar
- 1 taza de crema agria baja en grasa
- 1/4 taza de eneldo fresco picado

Preparativos

1. Combine todos los ingredientes, excepto la sal, la pimienta, la crema agria y el eneldo, en una olla de cocción lenta de 6 cuartos de galón; tape y cocine a fuego lento de 6 a 8 horas.
2. Sazone al gusto con sal y pimienta.
3. Adorne cada plato de sopa con una generosa cucharada de crema agria; espolvorear con eneldo.

Sopa de gulash

6 porciones de entrada

Ingredientes

- 11/2 cuartos de caldo de res
- 1 libra de carne magra redonda, cortada en cubos
- 2 tazas de papas peladas y cortadas en cubitos
- 1 taza de cada uno: cebolla picada, ejotes cortados (3/4 de pulgada)
- 1/2 taza de cada uno: zanahoria en rodajas finas, apio en cubitos
- 2 dientes de ajo grandes, picados
- 1/4 taza de cebada perlada
- 1 hoja de laurel
- 11/2 cucharaditas de pimentón
- 1/2 cucharadita de cada una: hojas secas de tomillo, mostaza seca
- 1 lata (15 onzas) de salsa de tomate
- Sal y pimienta para probar

Preparación

1. Combine todos los ingredientes, excepto la salsa de tomate, la sal y la pimienta, en una olla de cocción lenta de 6 cuartos de galón;

2. tape y cocine a fuego lento de 6 a 8 horas, agregando salsa de tomate durante la última hora.

3. Desechar la hoja de laurel; sazone al gusto con sal y pimienta.

Sopa de frijoles gulash

8 porciones de entrada

Ingredientes

- 1 cuarto de caldo de res (ver pág.31) o caldo de res
- 2 latas (15 onzas cada una) de frijoles rojos claros, enjuagados y escurridos
- 1 lata (141/2 onzas) de tomates cortados en cubitos, sin escurrir
- 11/2 libras de filete de res magra, cortado en cubos
- 3 tazas de repollo en rodajas
- 2 tazas de cebollas picadas
- 1 taza cada una: zanahorias picadas, pimiento rojo
- 1 cucharada de cada uno: ajo picado, pimentón
- 2 cucharaditas de semillas de alcaravea trituradas
- 1 cucharadita de hojas secas de tomillo
- Sal y pimienta para probar
- 1/2 taza de crema agria reducida en grasa

Preparación

1. Combine todos los ingredientes, excepto la sal, la pimienta y la crema agria, en una olla de cocción lenta de 6 cuartos;
2. tape y cocine a fuego lento de 6 a 8 horas.
3. Sazone al gusto con sal y pimienta.
4. Cubra cada plato de sopa con cucharadas de crema agria.

Sopa Vasca de Verduras

8 porciones de entrada

Ingredientes

- 2 1/2 cuartos de caldo de pollo sin grasa, reducido en sodio
- 1/2 taza de vino tinto seco o caldo de pollo
- 1 1/4 libras de pechuga de pollo deshuesada y sin piel, en cubos
- 2 latas (15 onzas cada una) de garbanzos, enjuagados y escurridos
- 4 tazas de repollo rallado
- 1 taza de cada uno: cebolla picada, puerros (solo partes blancas), papas en cubos sin pelar
- 1/2 taza de cada uno: nabo en cubos, zanahorias picadas, pimientos morrones rojos y verdes
- 5 dientes de ajo grandes, picados
- 2 cucharaditas de hojas secas de tomillo
- Sal y pimienta para probar
- 1 1/2 tazas de crutones de ajo (vea la pág.51)

Preparativos

1. Combine todos los ingredientes, excepto la sal, la pimienta y los crutones de ajo, en una olla de cocción lenta de 6 cuartos;
2. tape y cocine a fuego lento de 6 a 8 horas.
3. Sazone al gusto con sal y pimienta. Espolvoree cada plato de sopa con crutones de ajo.

Sopa De Pollo Wonton

6 porciones de entrada

Ingredientes

- 1 cuarto de caldo de pollo o caldo de pollo

- 1 lata (8 onzas) de maíz tierno, enjuagado y escurrido
- 1/2 taza de cada uno: pimiento rojo picado, zanahoria
- 2 cucharaditas cada una: raíz de jengibre picada, salsa de soja
- 1 cucharadita de aceite de sésamo asiático
- 1 taza de hojas de espinaca empaquetadas en rodajas Wontons de pollo (sigue la receta)
- Sal y pimienta de cayena, al gusto

Preparación

1. Combine todos los ingredientes, excepto el aceite de sésamo, las espinacas, los wontons de pollo, la sal y la pimienta de cayena, en una olla de cocción lenta;
2. tape y cocine a fuego lento de 4 a 5 horas, agregando espinacas durante los últimos 10 minutos.
3. Incorpora los wontons de pollo; sazone al gusto con sal y pimienta de cayena.

Wonton de pollo

Rinde 24 wontons

Ingredientes

- 8 onzas de pechuga de pollo deshuesada y sin piel
- 1/4 taza de cebollas verdes en rodajas
- 1 cucharadita de jengibre picado
- 24 envoltorios de wonton

Preparación

1. Procese todos los ingredientes, excepto las envolturas de wonton, en un procesador de alimentos hasta que estén finamente picados.
2. Coloque 1 cucharadita de mezcla de pollo en cada envoltura de wonton; humedezca los bordes con agua y dóblelos por la mitad en diagonal para crear triángulos y sellar los bordes.
3. Cocine los wontons en 2 a 3 cuartos de galón de agua hirviendo hasta que floten hacia la parte superior, de 5 a 7 minutos.
4. Drenar.

Sopa agria caliente

6 porciones de primer plato

Ingredientes

- 1 onza de hongos negros chinos secos
- 3/4 taza de agua hirviendo
- 1 cuarto de caldo de pollo sin grasa, reducido en sodio
- 11/2 tazas de tempeh en cubos o tofu ligero extra firme
- 1/2 taza de brotes de bambú
- 1/4 taza de vinagre blanco destilado
- 2 cucharadas de salsa de soja tamari
- 1 cucharada de cada uno: raíz de jengibre finamente picada, azúcar morena, maicena
- 3 cucharadas de agua
- Sal y pimienta para probar
- 1 huevo, ligeramente batido
- 1 cucharadita de aceite de sésamo asiático
- 12-18 gotas de aceite de ajonjolí picante o salsa de ají Szechwan
- Salsa agria (sigue la receta)

Preparación

1. Combine los champiñones y el agua hirviendo en un tazón pequeño; Deje reposar hasta que los champiñones se ablanden, de 15 a 20 minutos. Escurrir, reservando líquido. Cortar los champiñones, descartando los tallos duros.

2. Combine los champiñones y el líquido reservado, el caldo, el tempeh, los brotes de bambú, el vinagre, la salsa de soja, la raíz de jengibre y el azúcar morena en una olla de cocción lenta; tape y cocine a fuego alto de 2 a 3 horas. Agregue la maicena y el agua combinados, revolviendo de 2 a 3 minutos. Sazone al gusto con sal y pimienta. Incorpora lentamente el huevo a la sopa; agregue el aceite de sésamo. Sirva con aceite de chile picante y salsa agria.

Caldo de pollo

Rinde aproximadamente 11/2 cuartos

Ingredientes

- 1 litro de agua
- 3 libras de trozos de pollo
- 2 costillas de apio, en rodajas gruesas
- 3 cada uno: cebollas pequeñas en rodajas gruesas, zanahorias medianas
- 1 nabo pequeño, cortado en cuartos
- 5 dientes de ajo
- 2 hojas de laurel
- 1/2 cucharadita de granos de pimienta enteros
- 1 cucharadita de hojas de salvia secas
- Sal y pimienta para probar

Preparación

1. Combine todos los ingredientes, excepto la sal y la pimienta, en una olla de cocción lenta;
2. tape y cocine a fuego lento de 6 a 8 horas.
3. Colar, desechar la carne, las verduras y los condimentos; sazone al gusto con sal y pimienta.
4. Refrigere el caldo durante la noche; retire la grasa de la superficie del caldo.

Rico caldo de pollo

Rinde alrededor de 4 cuartos

Ingrediente

- 4 cuartos de galón de agua
- 1 taza de vino blanco seco o agua
- 1 pollo (alrededor de 3 libras), cortado, sin grasa
- 1 codillo de ternera, partido (opcional)
- 2 de cada: cebollas medianas en rodajas gruesas, puerros (solo las partes blancas)
- 4 cada uno: zanahorias medianas en rodajas gruesas, costillas de apio
- 1 diente de ajo pelado
- 1/2 cucharadita de cada una: hojas secas de albahaca, tomillo y estragón
- 10 granos de pimienta negra
- 4 dientes enteros
- Sal y pimienta para probar

Preparación

1. Combine todos los ingredientes, excepto la sal y la pimienta, en una olla de cocción lenta de 6 cuartos;
2. tape y cocine a fuego lento de 6 a 8 horas.
3. Colar el caldo a través de una doble capa de estopilla, descartando los sólidos; sazone al gusto con sal y pimienta.

4. Refrigere hasta que se enfríe; quitar la grasa de la superficie del caldo.

Stock de pavo

Rinde alrededor de 4 cuartos

Ingredientes

- 4 cuartos de galón de agua
- 1 taza de vino blanco seco o agua
- 1 canal de pavo, cortado
- 2 de cada: cebollas medianas en rodajas gruesas, puerros (solo las partes blancas)
- 4 cada uno: zanahorias medianas en rodajas gruesas, costillas de apio
- 1 cucharadita de hojas secas de tomillo
- 10 granos de pimienta negra
- 6 ramitas de perejil
- Sal y pimienta para probar

Preparación

1. Combine todos los ingredientes, excepto la sal y la pimienta, en una olla de cocción lenta de 6 cuartos;
2. tape y cocine a fuego lento de 6 a 8 horas.
3. Colar el caldo a través de una doble capa de estopilla, descartando los sólidos; sazone al gusto con sal y pimienta.

4. Refrigere hasta que se enfríe; quitar la grasa de la superficie del caldo.

Caldo de carne

Rinde aproximadamente 2 cuartos

Ingredientes

- 21/2 cuartos de agua
- 2 costillas de ternera asada cocida, sin grasa
- 4 de cada: cebollas grandes en rodajas gruesas, zanahorias medianas, costillas pequeñas de apio 1 chirivía, cortada por la mitad
- 2 hojas de laurel
- 8 granos de pimienta negra
- 5 hojas de salvia Sal, al gusto

Preparación

1. Combine todos los ingredientes, excepto la sal, en una olla de cocción lenta de 6 cuartos de galón;
2. tape y cocine a fuego lento de 6 a 8 horas.
3. Colar el caldo a través de una doble capa de estopilla, descartando los sólidos; sazone al gusto con sal.
4. Refrigere hasta que se enfríe;
5. quitar la grasa de la superficie del caldo.